Pour Guy,

Bonne route à vous.

Anne-Sophie Pigré

Je vous souhaite une santé de fer et des tas de petits bonheurs...

Et si j'étais acromégale ?

Témoignage sur une maladie rare

À tous les malades, aux aidants
et aux soignants.

Juin 2016

À mon fils, mon rayon de soleil,
À mon mari pour son humour thérapeutique,
À ma famille pour son soutien quotidien,
À mon endocrinologue, pour son coaching formidable,
À mes ami(e)s de la Ranjo et d'ailleurs,
À tous ceux qui, de près ou de loin, m'ont soutenue dans cette épreuve,
Au yoga,
À la Sécu,
À toutes les blouses blanches bienveillantes…

MERCI !

Préface

On peut aussi bâtir quelque chose de beau
avec les pierres qui entravent le chemin.
Goethe

L'acromégalie est une maladie rare et peu connue. Elle s'installe lentement sur plusieurs années et agit insidieusement. Son diagnostic est difficile et souvent très tardif.

Après traitement, elle peut encore bouleverser le fonctionnement de certains organes pendant longtemps, diminuer les capacités d'adaptation de l'organisme à différents stress et modifier le ressenti des émotions. Se réapproprier « son nouveau corps » n'est pas toujours chose facile même après guérison.

L'accompagnement des patients ayant une longue maladie est au cœur de ma spécialité. C'est pour cela que je l'ai choisie. Parfois les relations soignant-soigné se modifient. Les propositions initiales sont dépassées et ne correspondent plus aux nouvelles

attentes. Le patient, par ses réflexions et par l'analyse de sa nouvelle situation, « impose » au médecin de pousser plus loin son raisonnement. Il doit trouver d'autres solutions dans son accompagnement. L'histoire de l'acromégalie d'Anne-Sophie en est un exemple.
Sa spontanéité et sa grande « force de vie » m'ont permis d'apprendre bien des choses. Sa confiance fut un véritable moteur « de recherche » pour moi.
Je la remercie !

Agnès Colombel

1
Avril 2013
« Vous avez un nouveau message »

Il est des portes sur la mer
que l'on ouvre avec des mots.
Rafael Alberti

« Je viens d'avoir la confirmation de l'IRM[1]. Tu as une tumeur de plus de deux centimètres sur l'hypophyse qui sécrète de l'hormone de croissance en excès. C'est une maladie rare qui s'appelle l'acromégalie. Tu ne vas pas mourir mais il faut opérer et vérifier un certain nombre d'organes. » Fin du message. Taper « deux » pour le sauvegarder ou « trois » pour le supprimer. Je le sauvegarde et l'écoute une seconde fois.

Il y a quelques jours, je connaissais à peine le métier d'endocrinologue et là le diagnostic tombe avec son lot de questions : l'hypophyse ? l'hormone de croissance ? l'acromégalie ?... Je m'assois. J'ai juste

1. Imagerie par résonnance magnétique.

envie de crier, de dire à quel point je suis en colère car personne n'a rien vu avant. Et je me mets à pleurer.
Depuis plusieurs années, une succession de problèmes de santé m'a poussée à consulter une endocrinologue. Mon état général a peu à peu empiré. Désormais je connais l'origine du mal : une tumeur placée sur l'hypophyse[2].

Pourquoi écrire ?
Parce que c'est une maladie rare mais que mon cas n'est pas unique.
Parce que le diagnostic est (trop) long à poser, entre sept et dix ans, et qu'il est nécessaire de communiquer sur cette affection pour prendre en charge les malades le plus rapidement possible afin d'éviter des conséquences lourdes : complications, traitements, coût...
Parce que nos témoignages, au-delà de faire avancer la science, peuvent aider tous ceux qui s'interrogent depuis des mois et des années.
Parce qu'écrire participe à la thérapie.

Mais c'est surtout un témoignage d'espoir pour vous dire que le chemin de la guérison est possible.
Bienvenue à bord de mon journal, destination : l'acromégalie !

2. Glande de la taille d'un pois chiche située dans le cerveau. Sa fonction est de produire des hormones, dont l'hormone de croissance et la prolactine. Une fois libérées dans le sang, ces hormones dites hypophysaires vont agir dans tout l'organisme.

2
2011
Accro à la vie...

Le bonheur est une petite chose que l'on grignote, assis par terre, au soleil.
Jean Giraudoux

J'ai trente-sept ans, je mesure 1,70 mètre, je pèse 58 kilos.
J'aime la vie, les enfants, la famille, la nature, le sport (je pratique la natation), les voyages.
Je vis en concubinage depuis dix-huit ans dans la joie et la bonne humeur.
Nous avons un enfant depuis 2007. Ma grossesse s'est déroulée sans problème : que du bonheur !
Professionnellement, tout va bien. J'ai créé une ferme pédagogique avec une amie en 2005 dans l'agglomération nantaise. Ce projet me passionne.
Je ne vais jamais chez le médecin car je ne suis jamais malade. Je suis en très bonne santé. Je suis sportive et dynamique. J'ai même une énergie débordante.

3
Un projet de deuxième enfant

L'enfance trouve son paradis dans l'immédiat et sa féerie avec un bout de ficelle, elle ne fait d'ailleurs pas son bonheur, elle le sécrète, elle est le bonheur.

Louis Pauwels

En 2010, trois ans après la naissance de notre premier enfant, nous décidons d'en avoir un second. C'est à ce moment-là que tout s'enchaîne insidieusement mais inexorablement.

J'arrête donc la pilule. Je commence à avoir des boutons un peu partout. Je prends du poids doucement mais sûrement. Je n'ai rien changé à ma vie, c'est ma vie qui me fait changer.

Nous laissons passer six mois. Ma gynécologue me conseille de réaliser de premiers examens.

« Il n'y a rien d'anormal dans vos résultats », me dit-elle.

Mes règles s'espacent peu à peu, passant progressivement d'un rythme mensuel à un rythme trimestriel. Je me dis que je débute une ménopause

précoce. Mais aucun résultat ne confirme cette hypothèse.
Je commence donc, à reculons, un premier traitement pour infertilité secondaire. J'ai oublié de dire que les médicaments ne sont pas ma tasse de thé. Je suis plutôt homéo, réflexo, acupuncture... Mais je suis prête à quelques concessions, le temps passe : dans trois ans j'aurai quarante ans.
Je dis oui à la prise de Duphaston qui devrait provoquer mes règles. Raté ! Enfin, presque raté. Le traitement dure un an avec en parallèle la prise de Pergotime pour stimuler l'ovulation. J'ai du mal à supporter ce comprimé. Je fais deux malaises en natation, sans lien apparent avec ce traitement, me précise ma gynécologue.
Je n'étais pas Laure Manaudou, mais j'étais capable de nager une heure sans m'arrêter. Avec un peu de recul je me dis que j'aurais pu rivaliser avec les plus grandes athlètes avec un taux d'hormones de croissance si important. J'ai raté ma vocation de sportive de haut niveau même si au contrôle antidopage, j'aurais sans doute plongé !
Depuis 2011, les problèmes se succèdent les uns après les autres. Pire, ils se multiplient et finissent par me fragiliser physiquement et psychologiquement. Ma qualité de vie se dégrade de mois en mois.

4
La liste de mes ennuis

Plus tu transportes les colères du passé,
moins tu profites des belles choses d'aujourd'hui.

Cette liste a été faite bien tardivement, à la fin de trois années de parcours du combattant. Un conseil : la rédiger très tôt lorsque vous voyez que les symptômes se multiplient et la transmettre aux médecins que vous rencontrez. Ne culpabilisez pas et n'ayez pas peur d'en consulter plusieurs. Et surtout, pensez à l'endocrinologie.

Depuis 2011

- Aménorrhée depuis près de trois ans.
- Grosse fatigue.
- Frilosité (circulation difficile des mains et des pieds).
- Troubles digestifs (diarrhée).
- Prise de poids (dix kilos en trois ans).
- Acné.

- Cheveux gras et abîmés (pellicules).
- Mains et pieds gonflés avec prise de trois pointures.
- Pilosité développée.
- Visage bouffi, yeux gonflés.
- Taux de cholestérol plus élevé.
- Transpiration malodorante.
- Douleurs articulaires : syndrome du canal carpien.

Octobre 2012

- Malaises : deux pendant un effort physique sous Pergotime avec troubles oculaires, un sous Duphaston et un sans traitement.
- Hypoglycémie.
- Bras engourdis sous Pergotime.
- Fourmillements au réveil.
- Ronflements et respiration difficile la nuit.
- Troubles importants du sommeil avec impressions d'étouffement et réveils nocturnes réguliers.
- Maux de tête quotidiens.
- Diminution de la libido.
- Concentration difficile (pertes de mémoire).
- Douleurs à l'oreille, perte d'audition.
- Lymphangite et grosseur à un sein.
- Angoisse et stress.

Décembre 2012

• Grippe avec palpitations, malaises importants et grosse fatigue pendant trois semaines avec une impression de ne pas pouvoir lutter contre la maladie.

Après cet inventaire à la Prévert, revenons sur quelques-uns de ces symptômes.

Aménorrhée
Ne plus avoir mes règles ne me pose pas de problème physiquement, mais pour avoir un enfant, cela devient un vrai souci. J'ai tout essayé pour les faire revenir. Les traitements médicaux, les médecines douces et parallèles. Et même un marabout qui, certain de ses pouvoirs, me souffle sur le nez pendant dix minutes avec une haleine gorgée de vin rouge et de camembert en me disant qu'il faut que je lui envoie le faire-part de naissance du futur enfant. Foutaises ! En attendant, plein de gens dans la salle d'attente, dans une détresse encore plus pressante que la mienne, attendent beaucoup de lui. Mais c'est un autre débat ! En ce qui me concerne : rien. Toujours pas de règles. Je ne peux pas avoir de second enfant. Petit à petit de nouveaux symptômes apparaissent.

Frilosité
Je travaille pas mal en extérieur et je ne supporte plus le froid. Il m'est arrivé de pleurer lorsque régulièrement en hiver je ne sentais plus le bout de mes doigts et de mes orteils. En échangeant avec une amie je découvre la maladie de Reynaud. Ça ne fait pas mourir et ça passe lorsqu'il fait plus chaud, alors vivement l'été… Je ne vais quand même pas consulter pour des pieds gelés. J'achète donc des après-skis, je mets des gants d'Inuit et j'apprends à vivre avec.

Troubles digestifs

Pas surprenant, je n'ai plus de vésicule suite à l'ablation d'une tumeur au foie en 2003. Je fais quand même un tour chez le gastroentérologue. Nous décidons qu'il serait souhaitable de faire une coloscopie et une fibroscopie. Résultat des courses : polypes et diverticules. Le jackpot ! « Les polypes sont inoffensifs » me dit mon gastro fort sympathique en me précisant : « C'est étonnant des polypes à votre âge. » Mais il est vrai qu'il existe quelques antécédents familiaux en la matière. « Il s'agirait donc d'une transmission familiale à surveiller » me dit-il.

Grosse fatigue

Rétrospectivement je me souviens, je comprends mieux mon état. Les premiers symptômes sont apparus en 2011. J'ai encore de l'énergie à revendre à ce moment-là. La fatigue commence à réellement se faire sentir en 2012. Doucement mais sûrement. Je suis épuisée et paradoxalement certains jours, je suis prête à faire un marathon. Je ne comprends plus rien. Mon corps m'échappe et avec lui ce qu'il me reste de neurones censés lutter contre l'inexplicable à mes yeux et aux yeux de nombreux spécialistes. J'exerce un métier physique certains jours et parfois je suis dans l'incapacité d'assumer cette activité. Je fuis. Ça ne se voit pas, alors j'imagine juste qu'on va me prendre pour une fainéante qui préfère bosser sur ses dossiers de subvention bien au chaud dans son bureau sans assumer les tâches quotidiennes extérieures. Nettoyer un box devient difficile. Mes mains me font souffrir. Avec cette maladie, les changements physiques sont tellement lents et insidieux qu'ils ne se voient qu'au bout de quelques années, en regardant des photos du passé. Alors que voit-on lorsqu'on me regarde ? J'ai juste pris du poids, pas mal de poids, et encore tout est relatif. La fatigue ne se voit pas, elle est pourtant réelle. J'arrive de moins en moins à récupérer de mes journées.

Prise de poids

Mon corps change lentement mais sûrement. Il est douloureux. Je grossis doucement. Pour la première fois, je tente un régime… et je grossis encore et toujours. J'achète une nouvelle balance. Rien ne change, je prends inexorablement du poids. Je continue à faire du sport même si c'est de plus en plus difficile. J'ai faim, j'aime le sucré, je fais très attention mais ça devient difficile à vivre. Je vois que je suis en train de changer. Certains matins, je ne me reconnais plus devant ma glace. Je pleure. Je regarde d'anciennes photos, je les agrandis de plus en plus et je les encadre avec fierté même si paradoxalement elles me dépriment. La perte d'estime de soi est importante. J'ai besoin de dire à mon entourage : « Regardez, j'ai été comme ça ! Celle que vous voyez maintenant ce n'est pas moi. » Derrière ce sentiment il y a aussi une voix qui me dit : « Il y a pire que toi alors arrête de te plaindre. C'est sans doute uniquement un dérèglement hormonal qui joue sur ton poids. Tout va rentrer dans l'ordre. » Oui, mais quand ? Mon visage est bouffi, j'ai les yeux gonflés et j'ai l'impression que je vais exploser de l'intérieur. Je fuis les photographes.

Acné

Une nouvelle jeunesse ! Depuis quelques années, la pharmacienne m'offre – veille de la quarantaine oblige – des échantillons de crèmes antirides, antivieillissement, reminéralisantes... Mais depuis un an, elle me parle de crème à tendance acnéique. En effet, mes problèmes de peau se multiplient. Au point que je mène la vie dure à mon mari pour faire vérifier la qualité de notre puits car à l'époque nous ne sommes pas raccordés au réseau d'eau de la ville. Le résultat bactériologique tombe : eau de mauvaise qualité, impropre à la consommation. Nous ne l'avons jamais bue, mais c'est le moment de faire les travaux de raccordement. Cette « eau de Jouvence » ne change rien au problème. Les boutons et points noirs s'accumulent dissimulés sous une crème teintée qui masque les imperfections.

Trois pointures en trois ans

Ça c'est plutôt drôle et sans trop de conséquences sur le moral. C'est juste difficile de trouver des chaussures 41 pour femme. Encore une fois, un os me fait souffrir et me contraint à consulter une podologue. J'ai les pieds plats et je porte des semelles. Je lui dis : « Touchez ma bosse et dites-moi ce que j'ai. » Elle me donne le diagnostic : « Vous avez un halux valgus. Si ce n'est pas trop douloureux, l'opération n'est pas utile tout de suite. » Je me dis que c'est sans doute pour ça que j'ai pris trois pointures en trois ans. L'affaire est close et je la classe verticalement.

Montre-moi tes mains et je te dirai quel métier tu fais

Mes mains grossissent mais je ne m'en rends pas compte. D'ailleurs, j'ai toujours eu l'impression d'avoir des gros doigts. Certaines bagues ne sont plus à ma taille et je mets ça sur le compte de mon activité professionnelle et des activités de plein air. Alors j'achète des bagues plus fantaisistes adaptables.

Pilosité développée

La honte ! Encore une fois, je ne veux rien dire. Je prends une carte d'abonnement chez l'esthéticienne, et je commence la lente suppression des poils qui poussent un peu partout. Je dis bien un peu partout. Lorsque je commence à ressembler plus à mon père qu'à ma mère, j'ai honte. Je n'aime pas que les gens me regardent de trop près. Parfois je n'ose plus faire la bise. Mon fils me dit un jour : « Maman, tu piques ! » Et puis j'ai toujours cette impression de me plaindre pour pas grand-chose comparé à ce que vivent bon nombre de personnes. Alors je m'épile et je me tais.

Transpiration malodorante

Sans vouloir faire de pub, j'opte pour un déo sans paraben et sans alcool : un déo bio. En parallèle je continue mes lectures sur les perturbateurs endocriniens, l'alimentation…

Problèmes de sommeil

Mes nuits deviennent un vrai cauchemar. J'ai l'impression d'étouffer. Je ne respire plus qu'avec une seule narine depuis quelques mois et plusieurs fois par nuit je me réveille avec l'impression d'avoir un mouchoir dans la bouche qui m'empêche de respirer. J'ai le sentiment d'avoir une langue qui a doublé de volume. Le matin, trop fatiguée par des nuits agitées, j'ai beaucoup de mal à me lever. Je suis épuisée. Pendant un an, ces troubles se développent doucement. Je gonfle, je ronfle, je ne sens pas bon, je ne m'aime plus beaucoup. Quand l'estime de soi disparaît le moral prend un grand coup. L'isolement me guette…

Maux de tête

Comme je me réveille fatiguée, il est très difficile de vivre normalement et de travailler efficacement. Pendant une année, mes conditions de vie professionnelles sont difficiles. Je ne sors jamais sans mon Doliprane, car mes maux de tête sont de plus en plus importants avec l'impression d'avoir un étau qui serre l'arrière de mon crâne.

Troubles cognitifs

Les pertes de mémoire deviennent très angoissantes car je n'arrive plus à me souvenir de certains visages, de certains dossiers. J'ai la sensation d'être une hyperactive exténuée ! Même si j'arrive à monter des projets professionnels, mon organisation est de plus en plus critique. J'oublie, je me perds, je stresse beaucoup. Certains jours, je n'arrive plus à gérer... Je suis moins efficace. Ma mémoire me joue des tours et me fait peur. Les difficultés de concentration se multiplient.

Douleurs à l'oreille et perte d'audition

En plein vol entre Nantes et Marseille, j'ai soudain une énorme douleur à l'oreille droite qui me fait pleurer jusqu'à l'atterrissage. J'en parle à mon médecin traitant qui regarde mon oreille mais ne voit rien d'anormal. Elle m'envoie voir un ORL qui détecte un tympan abîmé. La spécialiste me donne un traitement pour l'avion et j'investis dans un appareil pour baisser la pression de l'oreille pendant le vol. J'entends moins bien. Je demande à mon mari de répéter assez régulièrement.

Malaises

J'ai fait deux malaises en natation. Le premier dans un lac et fort heureusement je disposais d'une planche qui m'a permis de garder la tête hors de l'eau. J'ai ressenti un serrement à la poitrine avec une accélération du rythme cardiaque et des étourdissements. J'ai eu beaucoup de mal à récupérer de cet effort physique. C'est arrivé à deux reprises. Après auscultation, le médecin a conclu qu'il fallait, à la prochaine alerte, faire un électrocardiogramme chez un cardiologue. Il n'y aura pas de troisième malaise car j'arrête peu à peu le sport face à la baisse de mes capacités physiques et à l'apparition de douleurs articulaires importantes.

Lymphangite

En octobre 2012, nous prenons quelques jours de vacances en Andorre. Mon fils déclare une scarlatine. Et moi je commence à avoir très mal à un sein qui grossit rapidement. C'est douloureux. J'ai aussi de la fièvre. À la fin de ces « vacances de rêve », je téléphone à ma gynécologue. La consultation confirme une lymphangite. Je demande s'il existe un lien avec le traitement hormonal en cours, elle me répond que non. Mais après une lymphangite, il faut passer une mammographie. Je dois patienter quinze jours après la prise d'antibiotiques avant de passer une première radiographie. Une grosseur est décelée. Panique à bord ! Ma gynécologue prend rapidement les choses en mains et m'organise un rendez-vous au centre René Gauducheau, l'institut de cancérologie de l'Ouest situé à Nantes, pour réaliser une mammographie. Lorsque j'arrive, le médecin vérifie et constate effectivement « une grosseur ». Il me dit : « Je dois faire une ponction. – Là, maintenant, tout de suite ? » Mais je ne suis pas prête du tout. Encore moins quand je regarde l'aiguille. Trop tard, elle est déjà plantée dans mon sein. Heureusement c'est finalement moins douloureux que la lymphangite elle-même.

Le médecin n'est pas inquiet quant aux résultats. Mais il préfère quand même s'assurer que cette grosseur ne soit pas le démarrage d'un cancer. Malgré ses paroles, attendre ce genre de résultats reste terriblement angoissant. Quelques jours plus tard, je suis fixée : pas de cancer mais une surveillance rapprochée pour voir l'évolution de la grosseur. Parenthèse sur le centre Gauducheau à Nantes : la lumière et des photos animalières aux murs m'ont aidée et m'aident toujours au moment des contrôles pour alléger mon stress et mes angoisses. Et puis, il est situé au cœur d'un parc verdoyant. Regarder la nature apaise. Cela ne fait aucun doute, on a tous besoin de nature.

Grippe

Octobre 2012. Rétrospectivement je comprends que je n'ai pas les armes pour la combattre. Je ne sécrète pas les antistress qu'il faut, les antidouleurs qu'il faut, les hormones qu'il faut car nous sommes à la tête d'une magnifique machine exceptionnelle de technicité. Mon niveau de classe terminale en biologie n'est pas suffisant pour cerner toutes les interactions hormonales entre les organes.

Bilan après deux ans de symptômes aussi divers que variés : aucun lien n'est fait entre eux.

Soit je suis Alzheimer, soit j'ai un cancer des os, du colon... Je suis en hypothyroïdie, en hyperthyroïdie. Je fais donc des recherches et je lis des choses qui me font très peur. Alors j'arrête de lire et je me dis que je suis peut-être devenue hypocondriaque.
L'année 2012 est difficile à vivre. Je vais mal dans mon corps et dans ma tête. J'ai l'impression de devenir folle certains jours.

J'ai le sentiment d'avoir vieilli de dix ans. Je ne me reconnais plus.
Tous mes organes se mettent à dérailler. Plus tard, à la lecture d'autres témoignages, je m'aperçois que nous, les malades, avons tous ou presque le même parcours. Nous rencontrons une foule de spécialistes face à chaque problème sans diagnostic précis pendant plusieurs années. La médecine occidentale est très au point mais sans doute un peu cloisonnée pour prendre le corps dans sa globalité. À l'exception de l'endocrinologie, ce que je découvrirai très (trop) tardivement.

5
Avril 2013
Des mots sur mes maux

L'humour renforce notre instinct de survie
et renforce notre santé mentale.
Charlie Chaplin

Après avoir vu une série de médecins, de spécialistes, après avoir fait des examens qui n'ont rien donné avec ma gynécologue, je commence à me faire une raison. J'ai bientôt quarante ans, c'est peut-être ça. Non pas moi, ce n'est pas possible ! J'ai horreur des gens qui se plaignent tout le temps. Alors je ne dis rien. Personne ne trouve : j'encaisse. Mais c'est de plus en plus difficile à cacher. Ne pas angoisser devient impossible ; je me dis que quelqu'un va trouver mais que ce sera sans doute trop tard.
Suite aux conseils d'une amie, que je remercie aujourd'hui, je décide d'explorer une dernière spécialité : l'endocrinologie.

Je ne connais pas grand-chose à cette spécialité alors je me renseigne. J'ai la chance d'avoir parmi les adhérentes de l'association dans laquelle je travaille une endocrinologue. Je lui envoie un message en lui décrivant mes symptômes. Je lui demande de regarder mon dossier un peu étrange en lui disant que je n'en peux plus de continuer à vivre ainsi.
Nous convenons d'un rendez-vous en mars 2013. Je lui confie la fameuse liste de mes ennuis. Elle lit tout cela et me demande des photos de moi dix, cinq et deux ans plus tôt. Je ne comprends pas trop pourquoi mais je lui en donne plusieurs. Elle fait un test de vision : RAS. Elle me propose de démarrer une batterie d'examens pour tout contrôler. Et c'est parti ! En un mois et demi j'ai tout fait. Les premiers résultats montrent qu'au niveau hormonal, c'est le dérèglement le plus complet. Certains résultats, notamment la somatomédine C (IGF1, la fameuse hormone de croissance) qui est à 797 nanogrammes par millilitre (avec une norme entre 175 et 380), soit 2,1 fois la limite supérieure des normes, nécessitent de passer une IRM rapidement. Elle se déroule un matin et dès l'après-midi je reçois le fameux message sur mon répondeur (voir chapitre 1).
Je culpabilise en me disant que j'aurais dû être plus directive, écrire tous mes symptômes, crier plus fort pour qu'on m'écoute, mais ce n'est pas du tout mon

genre. On ne se refait pas. Regretter ne sert à rien et il faut désormais avancer.
Alors j'arrête de pleurer. Une chance, mes collègues sont là pour m'aider.

6
L'annonce

Les émotions sont comme les vagues.
On ne peut pas les empêcher d'arriver mais
on peut choisir sur laquelle on veut surfer !

J'ai donc une tumeur au niveau de l'hypophyse. Je suis acromégale. J'appelle ma mère, une maman avant tout et une infirmière rassurante et positive. Elle accuse le coup mais me dit que c'est bien de savoir et qu'il faut y aller maintenant. J'ai envie de lui dire que ça fait trois ans que je me bats contre un inconnu qui ne me veut pas que du bien. Mais j'ai encore de l'énergie pour partir en croisade contre le mal.

Je préviens mes proches et pour ne pas à avoir à appeler tous mes amis, je leur envoie un e-mail :

« Chers amis,

Je suis acro… mégale (du grec *ἄκρος* [akros], « haut » ou « extrême », et *μεγάλος* [megalos], « grand », comme dirait Ingrid[3]). Après cette intro en fanfare,

3. Eh oui, j'ai une amie professeure de latin et grec !

je vous dois quelques explications. Depuis trois ans j'ai quelques soucis de santé.
J'ai décidé d'aller consulter un dernier médecin (un endocrinologue) il y a un mois. Après une batterie d'examens, le diagnostic est posé : je suis atteinte d'une maladie qui s'appelle l'acromégalie, avec des symptômes difficiles à supporter.
Avant de jouer dans le prochain film de Tim Burton, je vais donc me faire opérer pour enlever cette tumeur (non cancéreuse) située sur l'hypophyse et qui sécrète de l'hormone de croissance augmentant la taille de mes pieds, de mes mains, du visage... et j'en passe !
Ce n'est pas dans mes habitudes de raconter ma vie privée, mais comme certains sont déjà au courant, je préférais vous prévenir tous et surtout, je trouve intéressant d'en discuter pour que vous puissiez relayer l'info si vous connaissez des gens qui s'interrogent sur des symptômes identiques. On est parfois démuni lorsqu'on ne sait pas ce qu'on a pendant plus de trois ans !
Je vous embrasse tous et toutes.
Bonne journée, à bientôt,
Anne-So. »
Les retours ne tardent pas. Chacun y va de son refrain : « Je me doutais bien qu'il se passait quelque chose, tu avais vraiment changé... » Je sens l'angoisse monter un peu partout dans les chaumières. Mais ils sont

tous là, à mes côtés, à me soutenir. J'ai toujours un peu honte de me plaindre. Je n'avais rien dit toutes ces années, car la maladie ne se voit pas. Je n'avais pas de douleurs insurmontables alors j'ai vécu avec, sans m'épancher. Et j'ai bien entendu que je ne vais pas mourir, alors je n'en fais pas des tonnes. C'est une « petite tumeur », une fois enlevée je vais guérir et tout redeviendra comme avant. Je vois des gens qui souffrent et qui vivent des choses bien pires que ça, alors je ne vais pas me plaindre. Mais enfin, j'ai quand même peur.

7
L'appel du 18 juin... 2013

Aller seul vers le Seul.
Plotin

La colère passée, j'essaie de comprendre. Je m'informe sur Internet, je pleure, et puis j'arrête de lire. J'ai lu un document de l'hôpital de Marseille très bien fait et validé par mon endocrinologue. Il faut être vigilant par rapport aux lectures qu'on peut faire : pas trop, ne pas faire l'autruche non plus, le juste équilibre pour affronter l'opération sereinement. Et surtout il faut vérifier la fiabilité des sources.

Restons positifs, je sais maintenant (en 2013 !) que je ne suis pas devenue hypocondriaque. J'ai un diagnostic. La bataille peut donc commencer.

Je remonte mes manches devant les situations difficiles et je ne baisse jamais les bras. J'ai un mari en or avec un humour exceptionnel qui m'aide à faire passer l'information. Un fils qui rayonne à la maison à qui je dis clairement ce qui va se passer.

Tout s'enchaîne très vite grâce à l'efficacité de mon endocrinologue : examens complémentaires, prise rapide de Levothyrox[4] et d'hydrocortisone.
J'obtiens également un rendez-vous en mai 2013 avec le chirurgien et une nouvelle endocrinologue qui coordonne l'ensemble des examens.
Elle m'explique le protocole avant l'arrivée du spécialiste à qui je vais confier ma tête, mon cerveau, mon hypophyse et ma vie. Il m'explique parfaitement le déroulé de l'opération et les conséquences possibles. Voici donc un extrait du compte-rendu de cette consultation :
« Indication à une exérèse par voie trans-spénoïdale avec une guérison statistiquement possible dans 70 % des cas et dans 30 % des cas, la non-guérison entraînera un traitement complémentaire. Informée du risque de décès de 3 ‰ de l'intervention, de diabète insipide postopératoire en général transitoire, de brèche ostéo-méningée faisant surveiller une éventuelle rhinorrhée postopératoire qui conduirait à une réintervention, probable non-récupération des déficits antéhypophysaires préopératoires. Elle s'interroge sur le retard diagnostique et nous lui confirmons que ce retard est en moyenne de sept à dix ans chez les patients acromégales. Ses symptômes semblent s'être accélérés depuis trois ans et la maladie est certainement antérieure. Intervention prévue le 18 juin 2013. »

4. Ce médicament remplace la thyroxine naturelle lorsque celle-ci n'est plus sécrétée en quantité suffisante par la thyroïde.

Je craque totalement pendant la consultation. Je me sens seule au monde. Je ne peux pas prendre de recul. Je reçois les infos en pleine figure et je ne vois que le négatif. Je m'excuse de pleurer. Je sens que je suis très bien prise en charge. Vu l'engagement de mon endocrinologue, j'ai une totale confiance, mais j'ai peur. C'est un tout petit bureau pas très agréable. Il y a une petite fenêtre à travers laquelle je peux regarder le ciel. Ce n'est pas très poli mais il faut que je trouve de l'énergie à l'extérieur !

En sortant, je prends mon téléphone que j'utilise de moins en moins car il m'occasionne des douleurs dans l'oreille à chaque fois. Je me mets dans l'herbe de l'hôpital pour respirer. Et je craque complètement en appelant mon mari. Il me rassure lui aussi. Je l'écoute, je sais que je suis bien entourée, mais je me sens seule, très seule.

Je reprends la route après une petite marche dans le sous-bois de l'hôpital. N'oubliez pas de planter des arbres à l'hôpital ! Et je rentre à la campagne. Respirer.

Je suis les prescriptions. C'est parti pour la vérification complète d'une partie de mes organes.

8
Check-up complet

Il faut avoir du chaos en soi
pour enfanter une étoile qui danse.
Nietzsche

Je suis hospitalisée quelques jours à l'hôpital Nord-Laennec à Saint-Herblain près de Nantes pour faire tous les examens nécessaires à cette révision complète. Un « troupeau » d'internes défile dans ma chambre. « C'est vous l'acromégale ? Montrez-moi vos mains, vos pieds. On n'a vu ça que dans les livres ! » Attention, au dixième interne je fais payer l'entrée ! Je plaisante, je trouve ça normal. Il faut bien apprendre et je les comprends.
Après trois jours d'examens je maîtrise parfaitement le plan de l'hôpital et les services associés (cardiologie, troubles du métabolisme, diabétologie, neurologie…). J'ai presque fait toutes les spécialités en « gie ».

La révision est totale, il me manque juste la coloscopie et la fibroscopie qu'il faudra programmer après l'opération.
J'essaie de gérer mon stress (la respiration est une des clés) avant et pendant chaque examen, pas évident mais le bilan est très rassurant : cœur : RAS ; thyroïde : absence de nodule ; foie : RAS.
Les dosages d'insuline au test d'hyperglycémie provoquée confirment les difficultés à gérer le taux de sucre dans mon corps.
La plupart des organes sont vérifiés avant l'opération pour voir si la maladie ne les a pas touchés. Car les transformations extérieures sont aussi d'actualité à l'intérieur. Je comprends mieux tous mes symptômes C'est un étrange soulagement de se dire que tout était normal dans l'anormalité.
Je réalise que l'hypophyse, si petite, est l'unité centrale qui vient de « boguer », que ma réinitialisation risque d'être longue, que j'ai le droit de me plaindre (pas trop quand même). J'ai vécu trois années à me dire qu'il y avait plus grave que ma situation et qu'il ne fallait pas que je me plaigne. C'est un peu comme ça que je prends la vie.
La transformation de son corps, le cerveau qui se fait la malle, l'estime de soi au plus bas… Malgré tout ça, je tente de garder le moral au travail et à la maison. Même si ce n'est pas simple ; ce n'est pas la faute des autres. Mais donner le change ne dure qu'un temps.

9
Jour J

Ce n'est pas que j'aie peur de mourir.
Je veux juste ne pas être là quand ça arrivera.
Woody Allen

OK, je ne vais pas mourir à cause de la tumeur mais l'opération n'est quand même pas un bouton sur le nez. Je relis des explications sur la technique opératoire. J'en rêve la nuit, enfin « rêve », c'est vite dit. Et si mon chirurgien aux doigts de fée éternue au moment d'enlever la tumeur ? Et s'il passe trop près du nerf optique... L'opération est très vite programmée, ce qui m'empêche de trop penser.
J'arrête mon travail une semaine avant l'opération sur les conseils d'une de mes collègues qui me dit de me reposer avant le jour J et elle a raison. Je culpabilise beaucoup de les abandonner au moment le plus chargé de la saison. Mais je dois y aller, c'est pour mieux revenir et il faut que je pense à moi. Je ne sais pas trop faire !

Sous Levothyrox et hydrocortisone, je me sens un peu moins fatiguée. Mais je suis toujours très angoissée, avec une gestion du stress très compliquée.
Je prépare même mon enterrement. En restant pourtant très confiante. Est-ce que je touche du doigt la folie ? Non, ça me rassure de me faire endormir en ayant tout préparé.
J'entre à l'hôpital Nord-Laennec. L'accueil est chaleureux et les équipes bienveillantes. J'ai les explications. J'ai des livres pour passer le temps, mais avec la fatigue et la vue qui baisse, je ne peux plus trop lire le soir. J'y vais avec des romans qui me transportent avec légèreté vers un ailleurs.
Le matin de l'opération, j'ai quand même quelques angoisses. J'essaie d'être forte. Je dis à l'infirmière que j'ai peur. Elle me rassure. Au moment où je dois passer au bloc, une autre infirmière vient me voir en me demandant si je peux attendre encore un peu car une femme enceinte vient d'être admise en urgence pour un AVC. Il faut qu'elle passe avant moi. Je dis oui, bien évidemment, et une nouvelle fois je me dis qu'il y a beaucoup plus grave. J'apprendrai plus tard qu'elle a été opérée avec succès sans problème pour elle et son bébé et que l'un de ses fils est dans la même classe que le mien à quarante kilomètres de là !
Je croise le regard de l'anesthésiste et du chirurgien. Et hop, les bras de Morphée m'emportent vers de nouvelles contrées.

Quelques heures plus tard, j'ouvre à peine un œil. J'entends des bruits, des infirmières et des infirmiers qui s'activent autour de moi, j'ai l'impression d'être défigurée. Je ne peux respirer que par la bouche. Pour l'instant ça se passe comme c'était prévu.
Une des infirmières arrive au-dessus de ma tête : « Vous êtes en salle de réveil. »
J'attends la phrase « Tout s'est bien passé », mais personne ne me parle. Je pense dans le brouillard et le flou cérébral : mèche, diabète insipide, hémorragie… Et là je réalise que je n'ai pas trop mal et c'est déjà beaucoup. L'infirmière dit à une autre : « Elle saigne pas mal, je n'arrête pas de changer son pansement. » Je n'ai aucune force pour parler. J'essaie de dire : « C'est grave ? Il a enlevé la tumeur ? Tout est OK ? » Tout se bouscule. Je mets beaucoup d'énergie à essayer de sortir deux mots sans succès. Je ferme les yeux, épuisée.
Les heures passent. Je sens que ça ne coule plus. Des compresses humides soulagent la sécheresse buccale. Sympa ces gestes doux et délicats des soignants.
En fin de journée, je rentre dans ma chambre. Ma mère est là, toujours là. Elle vient me voir, elle pleure et moi aussi. C'est comme si nous avions retenu notre respiration toutes les deux pendant une journée. Je réalise avec un bonheur immense que je viens de basculer du côté des vivants. Elle me dit qu'elle est fière de moi et que je suis plutôt courageuse. Je trouve

aussi car ça commence à faire mal. Je demande un miroir. Je ne me reconnaissais pas avant mais là j'ai « une gueule » à faire du cinéma ! Je ris, je suis en vie. La première nuit est difficile à cause du diabète insipide caractérisé par une envie de boire en permanence et bien évidemment d'uriner tout le temps. Je remplis toute la nuit le bassin. Moi qui n'aime pas déranger le personnel, eh bien je suis servie. Toutes les heures elles vident mon bassin. Elles font des calculs entre ce que je bois et ce que je perds. Je dérange toute la nuit ma voisine. Elle est compréhensive et je la remercie. À quatre heures du matin, je n'ai même plus la capacité de contrôler ma vessie. Et là c'est le débordement, je remplis le bassin sans pouvoir m'arrêter et j'en mets partout. Elles viennent me changer. Je m'excuse une dizaine de fois avant d'essayer de me rendormir. J'espère que ça va s'arrêter car c'est une pathologie compliquée.
J'ai des prises de sang régulières et un médicament (le Minirin) qui commence à faire son effet. Je ne vais plus cinq fois au bassin par heure, mais deux fois seulement. Quel progrès !
Après le retrait des mèches, un calvaire, je n'ai pas trop mal. Je respire même mieux. Je n'ai plus l'impression de gonfler et d'étouffer.
Après une petite semaine d'hospitalisation, je sors le samedi 21 juin 2013. C'est la fête de la Musique. À moi de jouer une nouvelle partition.

10
Rebondissement

Il faut viser la lune car au moins si vous échouez
vous finissez dans les étoiles.
Oscar Wilde

Je rentre chez moi avec bonheur pour quelques heures seulement.
Après le repas, j'ai une prescription d'antidouleurs : le Tramadol. Je prends ce qu'il y a d'indiqué sur l'ordonnance. Je me sens bien. Je n'ai mal nulle part. Une collègue amie vient dîner avec nous. Je trouve que je gère très bien. Je me dis même « eh bien si c'est ça l'opération, ce n'était pas la peine d'en faire tout un plat ». Je me couche vers 22 heures. À 2 heures du matin, je suis réveillée par un malaise hors du commun qui me paralyse littéralement.
Vite, le « 15 » ! Les pompiers, les urgences : sortie réussie ! Je fais une réaction au Tramadol faisant penser à une overdose, me disent les médecins. Les pompiers m'ont même demandé si j'avais l'habitude

de me droguer. C'est une angoisse terrible, pour la première fois de ma vie je crois que je vais mourir. Je me vois à côté de mon corps.
Je passe la nuit aux urgences entre tremblements, bave blanche et maux de tête. À 7 heures du matin, je monte dans une chambre. J'attends l'endocrinologue de garde et les résultats. Rien d'anormal après l'opération que je viens d'avoir.
J'ai bien fait une overdose au Tramadol que bien évidemment je supprime immédiatement de ma pharmacie. L'interne que je croise dans la nuit me dit : « Ah, le Tramadol, de toutes façons, ça passe ou ça casse ! » C'est très rassurant tout ça. Je rentre chez moi en fin de journée avec la peur au ventre.
Je passe une semaine allongée pour essayer de récupérer au mieux. Les quinze premiers jours sont difficiles mais je sens que je remonte doucement. J'envoie un e-mail à mon entourage pour le prévenir des suites opératoires.
« Bonjour,
– après avoir passé quatre heures au bloc et en salle de réveil avec l'impression d'avoir combattu face à Mike Tyson pendant une demi-journée,
– après avoir bu quatre litres d'eau et en avoir uriné cinq en quatre heures !,
– après avoir retiré quatre kilomètres de bouchons dans le nez que même le plus futé des bisons a sous-

estimé (quand je souffre, je peux rapidement être marseillaise !),
– après avoir perdu quatre kilos en quatre jours (*Dukan… do it!*),
– après avoir survécu à une overdose aux urgences de Saint-Nazaire le 21 juin… entre Les Tambours du Bronx et Bob Marley qui sifflaient toute la nuit sur la colline de mon cerveau,
– après avoir vu mon mari avouer aux pompiers que nous ne prenions aucune drogue en enfer !,
JE PEUX ENFIN VOUS ÉCRIRE ET VOUS REMERCIER pour tous vos SMS, MMS, appels… pour tous vos messages de soutien, vos bonbons au caramel, vos lectures et vos chocolats…
Un grand merci à mon journaliste préféré qui a d'abord accepté de se marier avec une femme en pleine mutation et qui m'a soutenue jusqu'à son départ pour le Tour qu'il mérite de gagner cette année (appelle-moi, j'ai des super produits pour les cols !).
Un grand merci à toute ma famille (papa, maman, belles-mères, beaux-pères, belles-sœurs, beau-frère, cousins, cousines, tantes…).
Mention spéciale pour mon p'tit frère qui chaque soir passait à l'hôpital me proposer une séance de yoga (des yeux) ! Et à tatie Manou qui, les pieds dans l'eau au fond de sa grotte de Lourdes, continuait à m'envoyer des messages.

Merci à toute la Ranjonnière qui m'a soutenue moralement, et à mes super collègues que j'ai hâte de retrouver autour d'un bon cheese-cake !
Tous mes axes hypophysaires (ah, je vous ai appris des choses en un mois !) ne sont pas encore rétablis. Par conséquent, j'ai sans doute oublié des destinataires sur cet e-mail. N'hésitez pas à le diffuser largement aux oubliés.
Merci encore.
Je vous souhaite un bel été plein de soleil, profitez des fraises et des framboises, de la famille, des ami(e)s et de tous ceux que vous aimez sans modération !
Nanou, Anne-Sophie, ex-junkie acromégalienne ! »

11
Août 2013
Début d'une longue convalescence

Même un voyage de mille kilomètres
commence par un premier pas.
Lao-tseu

Trois semaines après l'opération je me sens de mieux en mieux. Je suis toujours sous hydrocortisone, sous Levothyrox et j'ai repris un peu de Minirin pour le diabète insipide dû aux fortes chaleurs et à la sensation de soif qui revenait (le cerveau imprime tout !). J'ai pourtant l'impression d'avoir été déprogrammée. Je découvre un nouveau corps, je ressens tous mes organes. C'est une sensation très étrange. Je suis devenue hypersensible aux odeurs et à certains médicaments.
La gestion des émotions n'est pas chose aisée. Elle était compliquée avant mais désormais, certains jours, le stress atteint un tel niveau et les émotions sont si fortes qu'elles prennent le contrôle de mon

corps. Les angoisses deviennent importantes en voiture par exemple (circuler sur un pont est une épreuve), croiser un virus également. Je n'arrive pas à ajuster mon comportement lié à une situation. L'hydrocortisone compense les trois premiers mois les déficits de cortisol (une hormone de stress et d'adaptation de l'environnement), ce qui m'est très bénéfique. Le sevrage se fait doucement.
J'ai du mal à me reconnaître. Je n'ose même pas trop en parler. Ces peurs irrationnelles extrêmement difficiles à maîtriser sont angoissantes. J'ai aussi consulté un psychologue. Il m'a été d'une aide précieuse pour apprendre à gérer ces émotions en commençant par les accepter.
Je profite de l'été pour croiser un virus estival qui me donne de la fièvre. Après mon « aventure » liée au Tramadol, je fais aussi une réaction aux huiles essentielles. J'ai l'habitude d'en utiliser pour renforcer mes défenses immunitaires. Un malaise arrive, avec tremblements, étourdissements, maux de tête, palpitations... Je ne supporte plus ni l'odeur ni la force des huiles. Après quelques jours de sommeil, je récupère avec un objectif : pouvoir partir en vacances, quelques jours de repos en famille programmés depuis plusieurs semaines. Vu mon état, j'angoisse vraiment à l'idée de prendre la route vers le Portugal. Mais je me dis que ça va me faire du bien.

Les huit jours précédant mon départ, ma belle-sœur vient passer quelques jours à la maison pour m'aider. Je me sens de mieux en mieux. Je peux même me baigner. Je ne peux cependant pas supporter la chaleur et l'exposition directe au soleil me donne des étourdissements.
Je pars donc en vacances un mois après l'opération, en petite forme mais heureuse de profiter d'un séjour en famille. La première semaine se déroule bien. Je ne peux pas faire grand-chose mais j'essaie de suivre quelques petites visites en évitant la chaleur. Quelques longueurs de piscine me font du bien. Je reprends des couleurs.
À la fin de la deuxième semaine, je fais un très gros malaise nocturne. Impossible de me lever. Je vois tout trouble et mon cœur s'emballe. Je lève les jambes pour faire circuler le sang jusqu'au cerveau comme on me l'a appris aux premiers secours. Ça s'améliore un peu. J'ai l'impression que je vais perdre connaissance mais je tiens bon. Jusqu'au départ, le lendemain, totalement affaiblie.
La route est un vrai calvaire. Le retour en France est ponctué par des arrêts aux urgences de Felgueiras au Portugal d'abord, de Bayonne ensuite. Je peux être d'une grande utilité pour la rédaction du « Routard des urgences d'Europe » ! La meilleure note revient sans aucun doute aux urgences B&B

de Bayonne, avec une équipe de surfeurs en blouse blanche fort sympathique ! Prise de sang, tension, électrocardiogramme, électroencéphalogramme… Rien de grave, juste une tension très faible qui oscille entre 8,5 et 9,6. Les malaises nocturnes n'ont pas d'explication scientifique à cette heure. Je suis vidée. Je n'ai plus du tout d'énergie. J'ai l'impression de m'éteindre doucement.

Mon endocrinologue, qui a suivi mes exploits depuis mon départ, avec une connexion quotidienne sur mon état de santé, s'interroge sur ces malaises à répétition.

Elle décide – et ça me rassure – une hospitalisation en cardiologie pendant huit jours à mon retour. Au lieu de reprendre le travail, je me retrouve sur un lit, branchée de partout à regarder le ciel bleu des belles journées d'été et les toits de l'hôpital Nord de Nantes. Je ne peux pas sortir et je pense à tous les malades qui ne peuvent même pas voir la nature à l'extérieur. Même pas un bol d'air… une seule respiration. Les fenêtres des chambres ne s'ouvrent pas. Heureusement les équipes médicales sont attentives et bienveillantes et aident chaque malade à supporter le quotidien. Et à la fenêtre de certaines chambres, on peut observer les arbres qui ornent le sous-bois tout près de l'hôpital.

Mon cœur va bien. Je ne fais pas de malaises à l'hôpital. Il semblerait que l'hypotension soit à l'origine des malaises.

La plupart des acromégales font de l'hypertension et moi, j'ai décidé de jouer dans la catégorie des « hypos ». Je rappelle que ce récit n'est pas une généralité sur l'acromégalie, la preuve !
Je rentre chez moi. Ces malaises sont particulièrement angoissants car ils surviennent la nuit. J'ai pourtant les jambes relevées mais ce n'est pas suffisant. Ils me réveillent d'un coup. J'ai des étourdissements et mon cœur s'accélère. La cardiologue m'expliquera pendant mon séjour que c'est tout à fait normal lorsque le cerveau n'est plus assez irrigué. Si j'ai suffisamment de force, je relève les jambes et fais des exercices de yoga pour faire remonter ma tension. La posture *sarvāṅgāsana* (posture de la chandelle) est d'une efficacité exceptionnelle. Elle permet d'irriguer le cerveau et de retrouver une certaine lucidité, de passer du flou cérébral aux idées claires. Les postures qui procurent des bienfaits dans mon corps et mon esprit sont nombreuses. Les bienfaits du yoga sont évidents pour les bien-portants et pour les malades. Lorsque je n'ai pas la force de lever mes jambes, je subis le malaise avec une sensation de faiblesse, la vue qui baisse, des nausées, une envie subite d'uriner, une impossibilité de me concentrer, des maux de tête. Je me sens alors épuisée. Je transpire mais j'ai très froid et j'ai l'impression que je vais m'évanouir. Je ne perds jamais connaissance, mais ces malaises

sont parfois tellement forts que je dois partir à deux reprises avec les pompiers, au beau milieu de la nuit. Je les remercie aussi.
Je prends de l'homéopathie qui calme mes angoisses au démarrage des malaises. Ensuite je mets une à deux heures pour me rendormir, ce qui me fatigue beaucoup. Ma concentration est diminuée et mes capacités intellectuelles en baisse.
Mes règles reviennent à la fin du mois d'août. C'est une excellente nouvelle après trois ans d'absence. Mais leur retour dure vingt jours la première fois, avec abondance, et son lot de conséquences : anémie et malaises – pour changer.

12
Les montagnes russes

J'ai décidé d'être heureux
parce que c'est bon pour la santé.
Voltaire

Je me répète régulièrement les mots du chirurgien : « Je vous mets quinze jours d'arrêt de travail. » Je suis déjà à quatre mois et les malaises se multiplient. Ajoutées aux chutes de tension, se mêlent des crises d'hypoglycémie. J'ai maintenant un nouveau kit de survie dans mon sac à main sur les conseils toujours avisés de mon endocrinologue : tensiomètre, lecteur de glycémie, kit d'homéopathie.
Je ne quitte plus mes bas de contention « grade trois » pour l'hypotension : pas très glamour mais super efficaces ! (Je vous passe l'épisode de l'allergie au bas : pensez à les laver avant de les mettre pour la première fois !)

Un nouveau séjour à l'hôpital pour un bilan postopératoire confirme que je ne suis pas diabétique mais que mon taux de sucre descend très rapidement. Cela entraîne cette sensation très désagréable et l'impression de faire un nouveau malaise d'un autre genre que l'hypotension. Je n'écris pas un Vidal et je n'ai pas les compétences médicales pour le faire. Mais pour comprendre un peu, il faut savoir que la sécrétion de GH[5] est hyperglycémiante, c'est-à-dire qu'elle fait augmenter le taux de sucre dans le corps. Pendant toutes ces années, mon pancréas a fonctionné à plein régime pour pouvoir baisser ce taux de sucre. Les sensations et les souvenirs du cerveau sont bien ancrés, il va falloir les déprogrammer pour retrouver un certain équilibre (sensation de soif, de faim, envie de sucré...). Toute une éducation à refaire !
Je revois mon alimentation : pas de sucres rapides, des sucres lents à chaque repas... J'évite le soleil car mes vaisseaux n'ont pas repris leur propriété de vasoconstriction.
Je progresse mais je me sens toujours très fatiguée. Petit conseil : les douches froides sont très efficaces pour stimuler la circulation. Faire le poirier également !
Impossible de refaire un peu d'exercice. J'ai le moral au fond des bas. La psychologue de l'hôpital me propose un antidépresseur pour m'aider à surmonter

5. Hormone de croissance (*growth hormone* en anglais).

tout ça. Je ne le supporte pas, il m'empêche de dormir et me rend nerveuse. Je l'arrête rapidement.
Ces maux dureront plus d'un an. Rétrospectivement je me rends compte que je progresse, mais ces malaises m'handicapent tellement qu'ils m'empêchent de voir le positif. J'ai l'impression de ne pas avancer, pis : certains jours, de reculer. L'hypotension ne permet pas de mener une vie normale. Même les tâches quotidiennes sont impossibles certains jours. Heureusement j'ai un entourage fidèle au poste pour m'aider lorsque je ne peux plus rien faire. Mes parents arrivent régulièrement tels des pompiers de garde lorsque je suis seule et que mon corps a décidé de ne plus vouloir avancer. Sans oublier tous ceux qui m'ont aussi aidée pendant ces années de convalescence. Je les remercie.
La fatigue importante, la tension très basse m'empêchent pour l'instant de reprendre mon travail.

13
Juin 2014
Un an plus tard

Si nous ne prenons pas soin de notre corps,
où allons-nous habiter ?

Douze mois après l'opération, je réalise un bilan complet avec un nouveau séjour à l'hôpital Nord, devenu presque une résidence secondaire.
L'IGF1 (hormone sécrétée par le foie sous l'action de l'hormone de croissance) qui était à 797 nanogrammes par millilitre en avril 2013, juste avant l'opération, est passée sous la barre des 175. Je suis donc en dessous de la norme inférieure : c'est la chute libre ! Je suis maintenant en manque d'hormones de croissance. Un comble ! L'opération est une vraie réussite, plus une seule trace de la tumeur lors de l'IRM de contrôle en janvier 2014. Petite parenthèse pour rester zen pendant l'IRM : concentrez-vous sur un lieu, une pensée que vous aimez bien en respirant

profondément. À chaque fois, je suis partie en famille sur le lac Sainte-Croix à Moustiers-Sainte-Marie, un lieu ressource qui m'a aidée à développer mes émotions positives.
Nous analysons mes difficultés de récupération et les malaises associés à ce manque d'hormones.
Cette chute brutale explique notamment, avec les problèmes de circulation sanguine, les malaises à répétition et la fatigue associée.
Je suis guérie sur le papier mais, certains jours, je me sens plus mal qu'avant l'opération.
Mon endocrinologue me propose des injections d'hormones de croissance. Ma réponse est rapide et sans appel : NON ! Elle comprend parfaitement ma décision mais son rôle est effectivement de me proposer des pistes pour améliorer mon état. C'est la seule solution que je refuse. Je prendrai le temps qu'il faudra mais je ne me ferai pas chaque matin une injection d'hormones de croissance pour aller mieux. L'idée de me soigner par le mal qui m'a touchée ne me parle pas. Nous discutons. J'apprécie sa méthode de travail davantage fondée sur le ressenti du patient que sur les résultats biologiques, même si les deux sont intimement liés.
Record battu : un an et demi depuis l'opération. Je viens de franchir un cap, une étape dans la convalescence : aucun malaise depuis un mois, mis à part un petit

épisode avec de l'essence de térébenthine à ajouter au Tramadol et aux huiles essentielles dans la liste des produits à éviter.
C'est un vrai bonheur, j'avais il y a quelques semaines des doutes quant à ma guérison totale. Aujourd'hui je reprends espoir face à mes capacités physiques et intellectuelles revenues, certes pas comme avant, mais c'est beaucoup mieux. « Regarder le chemin parcouru » est devenu l'une de mes devises. J'ai la chance d'avoir pu reprendre en douceur avec deux jours sur quatre en télétravail ce qui, bien évidemment, me permet de récupérer plus facilement.
Je fais régulièrement des pauses sieste, je dors mieux puisque je ne fais plus de malaise.
La mer m'apaise, m'oxygène. Avant l'opération, ce besoin d'air était très présent. Comme si j'étouffais dans mon corps, comme un papillon piégé dans sa chrysalide devenue trop étroite. La mer m'a aidée à prendre le large avec ma respiration.
Je reprends le travail à mi-temps thérapeutique en mai 2014. Deux jours par semaine dans un premier temps et trois jours à partir du 1er septembre. J'ai eu la chance de croiser la route d'un médecin conseil de l'assurance maladie très à l'écoute. Car la culpabilité finit par me ronger à l'idée de contribuer à l'agrandissement du trou de la Sécu depuis deux ans.
J'ai l'impression d'avoir vieilli d'une décennie en

trois ans mais d'être en train de regagner ce que j'ai perdu. Je lis sur Internet des témoignages de patients acromégales que je remercie car je me sens moins seule.

Mon médecin traitant, qui me connaît depuis l'enfance, fait tout ce qu'elle peut pour m'accompagner au mieux dans la prise en compte de la fatigue. Elle suit aussi ma lente convalescence.

Je vais également consulter un médecin homéopathe qui m'a accompagnée avec beaucoup d'écoute et de bienveillance. Ses propos et certains traitements par les plantes m'ont aidée à panser mon corps globalement. Sans parler des deux carrés de chocolat noir 70 % à 17 heures notés sur mon ordonnance ! Je fais surtout avec elle l'apprentissage de la prévention.

14
Cascade de réactions

Lorsque ton passé t'appelle, ne réponds pas.
Il n'a rien de nouveau à te dire !

J'ai longuement hésité à en faire un chapitre, mais finalement ces malaises occupent une partie de ma vie depuis un an et demi. Alors, c'est bien mérité. J'écris car en parcourant tous les autres témoignages de malades, je lis uniquement des récits me parlant d'hypertension. Ce qui, bien évidemment, n'est pas mieux, et pas de retours sur des malaises postopératoires.
Lorsqu'ils ont commencé, un mois après l'opération, nous ne savions pas ce que j'avais. Les signes étaient systématiquement les mêmes, les symptômes identiques.
Dès que je descends en zone rouge – il faut imaginer une batterie qui se décharge –, lorsque je force un peu en raison du travail, des activités physiques

légères, du stress... je fatigue et me voilà couchée pendant plusieurs jours. On récupère plus lentement des malaises dus à l'hypotension.

Il est évident que j'aurais dû certains jours m'écouter davantage et ne pas forcer. Rien ne se voit, tout est à l'intérieur de mon corps, ce qui est aussi difficile par rapport à l'image qu'on renvoie à notre entourage. Je ne compte pas le nombre de fois où je suis arrivée à l'école de mon fils garée le plus près possible de l'entrée, longeant le mur blanc de peur de tomber et fuyant les regards de mes amies pour ne pas avoir à entamer de discussions trop difficiles à suivre. Tous ces repas, apéros, réunions, balades, aussi sympa soient-ils, pendant lesquels je n'avais qu'une seule envie : me retrouver seule, m'allonger, fermer les yeux et dormir.

Je me demande encore certains jours comment j'ai pu revenir chez moi en voiture. J'avais réfléchi aux haltes que je pouvais faire sur la route, chez des gens que je connaissais, en cas de malaise trop important. Il y a prescription, mais j'ai brûlé deux priorités à droite sous l'emprise de la fatigue.

Je dois avouer qu'au bout d'un an et demi, je me suis interrogée sur mes capacités réduites au travail en me disant qu'il fallait peut-être que je cherche un autre emploi moins physique. Mais je n'étais pas prête. Mes collègues ont été d'une aide précieuse car compréhensives, même si c'était difficile. Certains matins tout allait bien et l'après-midi j'étais quasi inexistante. Heureusement, j'ai pu faire du télétravail, ce que je fais toujours aujourd'hui pour limiter mes déplacements et moins me fatiguer, au-delà des bienfaits pour la planète. Je reste encore aujourd'hui plus fragile et je sais qu'il faudra encore du temps pour retrouver toutes mes capacités physiques. Mes capacités intellectuelles sont revenues, elles diminuent juste avec la fatigue à certains moments. Alors il faut que je me préserve. Tant pis si je n'y arrive pas, ce n'est pas toujours facile à accepter mais je chemine.

15
Juin 2015
Deux ans plus tard

Il ne faut pas avoir peur du bonheur,
c'est seulement un bon moment à passer.
Romain Gary

Deux ans après l'opération, c'est l'alternance de nuages et d'éclaircies. Les jours ensoleillés sont cependant les plus nombreux. Si je jette un coup d'œil dans le rétroviseur, je prends conscience que c'est beaucoup mieux. Certes, c'est long, mais je progresse depuis des mois. Je note tous les points positifs pour garder le moral les jours où je flanche encore.
Souvenez-vous de la liste de mes ennuis. Eh bien les maux de tête ont disparu, mes règles sont de retour, j'ai perdu six kilos, je ne fais plus d'apnées du sommeil, je respire beaucoup mieux, la rétention d'eau sur le visage a disparu. Même si je ne récupérerai pas tout, de nombreux symptômes ont disparu totalement.

Ces foutus malaises sont moins intenses mais encore présents. L'acromégalie a entraîné une augmentation de la tension artérielle. Avec l'exérèse de la tumeur, la tension a baissé et les vaisseaux, après avoir été élargis, ont repris une forme normale. Mais cette adaptation est longue, très longue, ce qui explique aussi la récupération extrêmement lente mais normale car naturelle pour ce qui me concerne. L'augmentation du volume des organes fait partie des symptômes de la maladie. L'arrêt de production d'hormones de croissance stoppe par-là même la « croissance » des organes, ce qui bien évidemment est un chamboulement complet. Le corps doit s'adapter à un nouvel état.

Côté travail, je me sens plus solide physiquement et psychologiquement. Je supporte mieux les journées plus intenses. Le stress reste mon ennemi principal car il pompe rapidement mon énergie en se servant allègrement en sucre. Avec une conséquence immédiate : la baisse de ma glycémie entraînant un léger mal-être qui se gère en mangeant un fruit ou un morceau de pain en évitant les sucres rapides. Je porte toujours mes bas de contention « grade trois » qui demeurent très efficaces. Je tente de m'en passer certains matins, mais à midi la tête me tourne. Je les remets immédiatement.

Je reprends donc une vie « normale ». Le nouveau dosage de Levothyrox a fait disparaître les symptômes de cet été. La cause a bien été identifiée.
C'est désormais le seul médicament que je prends. Je l'associe à quelques plantes et de l'homéopathie. Le sevrage s'est fait en douceur et j'ai la chance de ne pas subir de traitement lourd.
C'est une chance, car de nombreuses personnes ont des traitements lourds pour pallier le dysfonctionnement de l'hypophyse. Ma guérison est un succès. Même si certains jours sont encore difficiles, cela n'a rien à voir. Il fallait surtout du temps, beaucoup de temps.
J'ai encore quelques petits tracas au-delà des malaises : un kyste ovarien qui joue à cache-cache, des règles irrégulières et abondantes, une grosseur à un sein à surveiller, des oreilles qui coulent, une frilosité accentuée, des douleurs articulaires certains jours...
Mais je prends de la distance avec le corps médical pour me réapproprier le mien, après avoir eu l'impression de donner mon corps à la science de mon vivant.
Pendant deux ans, j'apprécie chaque victoire contre la maladie qui se transforme en petits bonheurs : celui de réussir à aller chercher mon fils à vélo après l'école en pédalant six kilomètres, celui de marcher pendant deux heures et de récupérer sans difficulté, celui de

passer des journées normales au travail sans lutter contre une fatigue indescriptible... Je ne pensais pas que cela pouvait de nouveau exister.

Ce n'est pas chose aisée après avoir été dopée pendant cinq ans de reprendre une vie normale.

Il est difficile d'expliquer ce qu'on vit mentalement et physiquement. Ça a été comme un « nettoyage haute pression ».

J'attendais mon test d'effort particulièrement réussi avant de reprendre la natation. Avec des muscles transformés en graisse en quelques semaines, ces efforts sont assez difficiles et demandent pas mal de courage, mais j'en ai encore alors je m'accroche pour retrouver des muscles et de l'endurance.

Refaire du sport est un véritable challenge. Un coach serait parfois utile car le sport est essentiel pour le corps et le mental, il libère aussi des hormones très utiles au bien-être.

Le soutien sans faille de mon mari et de ma famille a été déterminant dans l'acceptation des déficits chroniques et dans la lente remontée vers un mieux-être. Accompagner un malade n'est pas facile. La maladie est exclusive, on devient presque égoïste. On y pense tout le temps, l'important est de s'en sortir, alors la priorité est mise sur soi-même avec son lot d'exclusion et de sentiments égoïstes. Lorsqu'on va mieux, on met des priorités dans sa vie et petit à petit on élargit le champ des possibles.

Accepter les malaises fut un véritable apprentissage pour mieux les maîtriser dans le calme et la sérénité. Il faut apprendre à vivre avec en les accueillant sans jugement ni colère. Ça ne sert à rien sinon à les renforcer. La sagesse, me direz-vous ? Peut-être un peu. Merci au yoga et à la méditation pour tout cela.
Pourtant la culpabilité est partout. Elle vous envahit à la maison, au travail...
À la maison, les mois et les années passent et la guérison est lente, trop lente à mon goût. Ça ne se voit pas toujours, mais j'aimerais faire plus chez moi : aider davantage mon mari, ma famille aussi, regarder un bon film en soirée, me balader, aller faire la fête avec mes amies, me rendre utile à l'école, jouer avec mon fils... Pendant ces deux années, ça n'a pas été possible et c'est difficile à accepter.
Au travail, c'est la même chose : j'aimerais aider mes collègues, les bénévoles, être plus présente, travailler mieux... Mais certains jours sont trop difficiles. Alors j'apprends pendant ces deux années à accepter mes déficits, ma condition, ce nouveau corps avec ses faiblesses... J'essaie de retrouver un équilibre, sans plus aucun objectif. Je vis pleinement l'instant présent et demain est un autre jour avec son lot de surprises qu'il faut savoir accepter. Ça a été tout un apprentissage mais c'est une chance aujourd'hui car je vis différemment.

La culpabilité au travail est réelle car je vois aussi mes collègues avec leur lot de problèmes professionnels ou personnels, leur propre fatigue à gérer en plus de prendre ma place certains jours devant mon incapacité à venir travailler.
Les jours où vraiment je vais très bien (ils sont de plus en plus nombreux), j'oublie un peu. Le passage par la maladie me donne des forces inestimables aujourd'hui. J'ai dompté mes angoisses lorsqu'elles voulaient prendre les commandes de mon cerveau. J'ai lutté avec mon mental, ma conscience, pour ne pas qu'elles prennent le pas sur mon corps et ça n'a pas été qu'une partie de plaisir. J'ai effacé ma culpabilité sans jugement.
L'implication de mon endocrinologue a été exceptionnelle et m'a permis à plusieurs reprises de dédramatiser la situation, de me rassurer, d'éviter les angoisses, je me suis rendu compte qu'elle contribuait à mon mieux-être rien qu'en me répondant rapidement. Le lien que j'ai tissé a de toute évidence contribué à la guérison : cent trente-cinq SMS avec mon endocrinologue en un an et demi (là, c'est mon opérateur téléphonique qui me dit merci), une cinquantaine d'e-mails… et toujours autant d'encouragements, d'analyses et de soutien. Bref, sans cette présence il est évident que je n'aurais pas vécu cette maladie de la même façon. Son soutien a

évité d'aggraver certaines situations critiques, parce que j'avais besoin de réponses, parce qu'il fallait que je comprenne comment sont produites les hormones, comment fonctionne l'hypophyse ; de m'entendre dire que la situation est normale, certes difficile mais normale, qu'il faudra du temps, beaucoup de temps. On culpabilise moins de ne pas être mieux, dix-huit mois après l'opération. Elle a su me donner les informations qui m'ont rassurée.

La culpabilité surtout de ne pas pouvoir avoir un second enfant. J'ai attendu deux ans avant de me prononcer. Avant de prendre une décision. Nous nous étions dits : attendons que tout aille mieux, que je récupère complètement avant d'engager un projet de grossesse. Mais je me sens aujourd'hui fatiguée par cette lutte et j'ai peur de replonger alors que je récupère de mieux en mieux. Cette décision est extrêmement difficile à prendre car elle n'engage pas que moi, mais aussi mon mari. Pour lui, je le vis difficilement. Il est totalement à l'écoute de mon état. Notre décision est prise. Je préfère rester en bonne santé et vivre pleinement les années à venir que me fragiliser en démarrant une nouvelle grossesse, aussi merveilleuse qu'elle puisse être. Nous avons la chance d'avoir un magnifique garçon, alors notre projet de vie sera de vivre au mieux ensemble le présent et de construire de nouveaux projets différents mais tout aussi épanouissants. C'est une vraie souffrance d'être en désir de grossesse et de ne pas pouvoir accéder à ce bonheur intense. Heureusement nous avons la chance de l'avoir vécu une fois.

16
Juin 2016
Trois ans plus tard

Le réveil de la Force… ou presque !

Je préfère l'avenir au passé car c'est là
que j'ai décidé de vivre le restant de mes jours.
Victor Hugo

Mis à part un petit épisode d'hyperthyroïdie en août et en septembre 2015 avec des symptômes variés (insomnies, nervosité, stress, fatigue, hyperactivité, faiblesse), les progrès sont notables.
Même si ces symptômes sont particulièrement désagréables, cette augmentation de la T4L (principale hormone thyroïdienne) signifie que je récupère également cet axe peu à peu, ce qui est une très bonne nouvelle. On peut espérer que je retrouve l'intégralité des axes dans quelques mois ou années.
À la dernière coloscopie, je n'ai plus de polypes, hip,

hip, hip hourra ! J'ai testé l'hypnose pour m'endormir. Ça a été une expérience intéressante, j'ai tenu cinq minutes. Devant un colon trop sinueux pour éviter les douleurs, j'ai demandé un départ anticipé vers Morphée !

Je reste cependant plus fragile. Je le sens. Dès que je force un peu, les malaises sont de retour avec des périodes d'hypotension encore handicapantes. Mais j'ai retrouvé une certaine qualité de vie qui me permet de profiter de ceux que j'aime. Je reste devant des incertitudes quant à mes capacités physiques au travail. Je me laisse encore un peu de temps pour réfléchir. C'est une décision très difficile à prendre. J'aime mon métier. C'est un choix de vie. Il a aussi participé à ma guérison car j'y suis bien, avec mes collègues, avec les enfants, dehors, avec les animaux, je me sens utile, mais c'est aussi un métier physique qui demande beaucoup d'énergie et certains jours, je le sens, je force un peu trop. Je ressens le besoin de préserver mon petit capital retrouvé.

J'avais commencé ce récit avec « on », synonyme d'un sentiment d'appartenance à la communauté des acromégales. Mais j'ai réalisé que c'était une histoire personnelle, qui ressemble certes à de nombreux parcours, mais qu'en aucun cas je ne pouvais me permettre de parler au nom des malades acromégales. Chaque parcours est différent, mais

nous avons de nombreux dénominateurs communs avant le diagnostic et avant l'opération.
Je ne pensais pas que les hormones pouvaient à ce point réguler l'ensemble de l'organisme. C'est une usine de production exceptionnelle qui rivalise d'ingéniosité et de solidarité.
Je n'ai pas parlé des causes de la maladie. Ce fut pourtant ma première question. Je pense réellement que toute chose a une cause. Mais à ce stade de la connaissance de la maladie, il n'y a aucune réponse.
Cette maladie a mis ma vie – et sans doute un peu la vie de mon entourage proche – entre parenthèses pendant près de cinq ans.
Ce fut un long chemin vers la guérison. Une aventure difficile mais qui m'a rendue plus forte. Une découverte de soi-même, de ses forces, de ses faiblesses. La maladie fait prendre conscience de son capital santé.
Nous en avons tous un et il faut le préserver en mangeant correctement, en faisant de l'exercice physique, en limitant les sources de stress (ennemi public numéro un), en pratiquant la relaxation, le yoga… Toutes ces sources positives de joie et de bien-être permettent de prendre conscience que les choses ne sont pas éternelles et qu'il faut en profiter.
La maladie recentre, ça a été une véritable introspection. Elle fait rejaillir des sentiments, des

choses enfouies profondément et jamais traitées. En plus du mal qu'il faut combattre, toutes ces choses qui pouvaient paraître insignifiantes prennent des proportions importantes. Je me suis sentie tellement fragile.

Le rôle de l'entourage est essentiel. Lutter contre une maladie devient notre seul objectif et le soutien des proches pour la gestion du quotidien est important pour éviter de surajouter des problèmes. Savoir que mon fils est bien entouré accompagné par son père, par ses grands-parents, a été un soulagement car j'avais confiance. Cela ne devenait pas un souci mais un atout lorsque je n'étais plus en capacité de tout gérer.

Parenthèse à l'attention de certains médecins : acceptez de ne pas tout savoir. Savoir dire « je ne sais pas » et nous diriger vers des spécialistes nous rassure sans laisser le doute planer trop longtemps avant d'agir efficacement. On a le sentiment d'être écoutés, compris. Après la pose du diagnostic, ayez un peu de compassion et d'empathie en vous excusant d'être passés à côté. Le patient sera plus compréhensif et cette démarche évitera de transporter de la colère en plus de la maladie. J'ai conscience en ayant lu de nombreux témoignages d'acromégales que ce diagnostic est très compliqué à poser en raison notamment de la multitude des symptômes.

Au-delà des relations humaines positives, je n'oublie pas toutes ces lectures éclairantes qui m'ont accompagnée vers un mieux-être. Merci à Matthieu Ricard, Alexandre Jolien, Christophe André, Frédéric Lenoir… pour leurs mots apaisants et pleins d'espoir aidant au cheminement intérieur.

Je n'oublie pas non plus la mer, la musique, les animaux et la nature : des sources d'énergie inestimables.

Le yoga a été pour moi un véritable sauveur. Il m'a appris à danser avec mes pensées. Au-delà des postures, ce fut une aide précieuse au moment les plus délicats et l'outil indispensable du lâcher-prise. J'adresse ici un petit clin d'œil bienveillant et plein de gratitude à mon professeur qui m'a beaucoup aidée et à mes amies yoginis.

La prise en charge des séances de yoga, de relaxation ou de massage serait un plus. J'ai eu la chance de pouvoir me payer certaines séances qui m'ont fait beaucoup de bien. Faites entrer les arbres à l'hôpital, les photos de nature, le yoga et la relaxation, les massages… tout ce qui peut contribuer au mieux-être. Construisez votre bulle de protection dans laquelle vous ne faites entrer que les pensées positives et chassez les esprits grognons et négatifs : toutes ces personnes qui ont une grande capacité à vider votre énergie rivalisant avec l'hormone du stress. Lisez des textes apaisants. Ne sous-estimez pas vos capacités

d'autoguérison, le cerveau, d'une rare complexité, peut être un allié passionnant. Les pensées positives influent sur notre corps et notre bien-être.
La réflexologie plantaire, l'ostéopathie, l'acupuncture, l'homéopathie... ont été pour moi des thérapies complémentaires de la médecine conventionnelle et ont participé activement à mon mieux-être. Faire le tri dans les conseils reçus est essentiel, au risque de se perdre. J'ai tout essayé en suivant les conseils de l'ami de l'amie d'un ami. Un moment donné ce fut trop. Et dans ce trop-plein on se perd. J'ai donc fait mon marché dans ce flot d'informations et pris ce qui me correspondait le mieux. Sans compter qu'on peut aussi se perdre financièrement dans le contenu des ordonnances !
Vivre dans un environnement favorable participe à la guérison. Nous n'avons pas tous cette chance. La vie n'est pas toujours juste.
Je n'ai pas encore réussi à reprendre les longueurs dans le grand bassin mais j'ai commencé l'aquabike, un bon compromis de reprise sportive. Je me sens portée par l'eau, les efforts sont moins difficiles.

J'ai bien conscience que mon témoignage est très positif, que beaucoup de personnes atteintes de la même maladie ne vivent pas la même chose. Chaque malade est un cas particulier. Mais nous avons un parcours plus que semblable avant le diagnostic qui met trop de temps à être posé dans la majorité des cas. La diffusion des témoignages permettra peut-être de faire connaître l'acromégalie pour la prendre en charge rapidement et éviter les complications graves ou invalidantes (diabète, hypertension, risque de cancer plus élevé, trouble du rythme cardiaque…). Comme le colibri, je fais ma petite part du travail et j'espère que ces quelques lignes pourront aider des gens qui s'interrogent, des malades, des soignants et des accompagnants.

Chaque jour qui passe est une petite victoire. Près de trois ans après l'opération je peux enfin faire des projets que j'avais mis sous silence de peur d'être en incapacité de pouvoir les réaliser. J'ai même retrouvé une certaine féminité qui me redonne le sourire.

Après cinq années passées à bord de l'acromégalie, je tourne la page pour écrire une nouvelle vie. Avec les mots pleins d'optimisme de mon fils, comme un guide étoilé au beau milieu de la nuit : « Maman est guérie… quand il y a de l'amour ! »

Qu'est-ce que l'acromégalie ?

Causée par une production excessive d'hormone de croissance, l'acromégalie se caractérise par une croissance exagérée du visage et des extrémités.
Fabriquée par l'hypophyse, une petite glande située à la base du cerveau, l'hormone de croissance contribue au bon fonctionnement de l'organisme et aide à lutter contre le vieillissement. Dans le cas de l'acromégalie, son excès entraîne un épaississement des os, une augmentation du volume des muscles et des organes (dont le cœur), ainsi qu'un taux plus élevé de sucre et de graisses dans le sang.
De nombreux symptômes peuvent évoquer l'acromégalie :

- une augmentation progressive du volume du visage et des extrémités ;
- un élargissement des mains et des pieds qui prennent une à plusieurs pointures (à l'âge adulte, ce n'est possible que dans le cadre de cette maladie) ;
- des douleurs au dos et aux articulations…

Mais l'apparition très progressive et insidieuse de ces symptômes rend l'acromégalie difficile à

diagnostiquer. Le lien n'est souvent établi qu'avec les complications qui en découlent : diabète, hypertension artérielle, trouble du rythme cardiaque, risque de cancer plus élevé...
Si l'acromégalie n'est pas rapidement prise en charge, elle peut entraîner des complications cardiaques et respiratoires sévères : **son dépistage précoce est un enjeu majeur de santé publique !**
Elle touche une personne sur 15 à 25 000. Son incidence (nombre de nouveaux cas par an) est de trois à cinq nouveaux cas par million d'habitants et par an. Cependant, le délai entre l'apparition des symptômes et le moment du diagnostic dépassant souvent une dizaine d'années, il existe de nombreux cas encore non diagnostiqués.

En savoir plus :
Orphanet, portail des maladies rares : http://www.orpha.net/consor4.01/www/cgi-bin/?lng=FR
Le portail acromegalie-infos.fr appartient à la Société française d'endocrinologie (SFE). La SFE est une société savante. Ce portail fédère les différentes informations concernant la pathologie de l'acromégalie.

Un grand merci à Agnès, Christophe,
David, Dominique, Emmanuelle, Gaby, Magali,
Nathalie, Pierre-Yves, Valérie,
pour leurs conseils, leurs remarques,
leurs idées et leurs corrections pour cet ouvrage.

Maquette : Emmanuelle Janvier (02 40 13 22 49)
Achevé d'imprimer par
Imprimerie Grand Large à Haute-Goulaine.
Janvier 2017.
ISBN : 978-2-7466-9783-6
Imprimé en France.